中西復健照護，五官經給食土

CL-01-0376

預防及延緩失能（失智）
照護手冊

2021

Handbook of Prevention and Delay of Disability and Dementia
with Chinese and Western Medicine Health Care

天主教若瑟醫療財團法人若瑟醫院中醫科主編

預防及延緩團隊協編

衛生福利部「預防及延緩失能照護服務方案」

理事長序一

台灣2018年步入高齡社會，而雲嘉南則為台灣老年人口比例最高地區。有鑑於此，衛福部近年大力推動長照計畫，期待建構預防、延緩失能的照護服務。柏銘兄學貫中西，受過嚴謹西醫訓練，也常結合自身中醫專業充分發揮在臨床照護上，頗受病患歡迎和同儕肯定。

本次照護方案中，黃主任以豐富臨床經驗規劃，以中醫為核心，結合其他醫療專業如物理治療、語言治療、營養、社工等，也將中醫養生功法如八段錦、六字訣養生功等融入，配合簡潔生動的插畫，可說是清楚易讀，推薦給各位學員!

台灣綠色養生學會理事長
嘉義長庚醫院復健科、老年醫學科主治醫師
許宏志醫師

理事長序二

　　長照 2.0 計畫實施後，著重於縮短失能持續的期間，政府積極推展各類預防保健及健康促進等減緩失能之預防性服務措施，希望減少失能個案照顧的年數。中醫師等專業醫事人員在長照服務體系中有其特長及發揮空間，中醫醫學本來就具有的很明確的養生原則及運動導引的方法學，以中醫加入照顧團隊合作方式提供指導社區及個案，可使長照一個案透過調整活動型態及環境，將日常活動加入中醫概念轉變為訓練內容，最終目標為使個案能執行「對自己最重要」之日常活動及保養，減少患病的可能性，促進肢體的活動及智能活動。

　　中西復健照護手冊在黃柏銘主任多年深耕社區，將多年的社區服務心得，加上中醫養生復能的概念，實踐在社區失智復能的活動中，以簡單、有趣的六字訣與口腔吞嚥運動搭配，開發多個單元的活動，加上中醫對應的穴位按摩，提供患者與照護者更有效、更有趣、更方便的預防及延緩失能一套活動流程，也給中西醫團體進行社區照護有所依尋的一套活動流程，有利於社區長照的推行。

台灣中醫家庭醫學醫學會理事長
大林慈濟醫院中醫部主任
葉家舟 醫師

總編輯序

————————

　　「中西復健照護，五官經絡養生」是我們推動的衛福部預防及延緩失能方案模組，從2018年開始執行，至今2021年仍持續規畫未來2022年的據點模組服務課程。

　　方案模組課程的推動和學員培訓，確實因據點的回饋和中央的考核，不斷的鞭策我們CL-01-0376研發團隊持續往前。因此，研發團隊改良2020年的簡易口袋型照護手冊，編寫出版了2021年精進的照護手冊，增加了課程流程介紹、頭面好穴位圖示及多項評估量表供學員參考（KCL、IADL、MMSE、SPMSQ等），同時也介紹「長者整合性照護評估指引」ICOPE給大家。

　　本模組在266個2021年度中央公佈方案中，是少數具中醫內涵的方案，也是唯一的中西醫多元方案，請給我們研發團隊持續的鼓勵與指正！

天主教若瑟醫院中醫科主任 黃柏銘

2021.10

計畫召集人

　　衛生福利部於2017年開始推動長照2.0「預防及延緩失能照護計畫」，我們有幸在2018年通過地方自審，執行「中西復健照護，五官經絡養生」失能照護方案，並持續於2019年通過中央複審。

　　中醫的傳統養生活動與素材一直是在地長者所熟悉並深植於記憶中，適時的動作簡化與中西醫學理配合，本方案應該具有可近性、持續性、多元化的特點，期待可以在運動肌力強化、日常生活功能、社會參與、認知促進、營養膳食和口腔保健方面作出貢獻。

　　方案設計的想法是以中醫為核心，其他醫事專業作為搭配多元訓練，讓活動可以聚焦重複卻不失單調枯燥，讓長者在多元活動愉快中進行並具有持續性，中西活動互相配合、截長補短。基於臨床老人照護及活動指導員學習上的需求，特別於本方案提出中醫養生六字訣與語言口腔吞嚥運動搭配，增加頭頸部肌肉放鬆運動的趣味。

　　本方案活動具多元性，搭配官方公佈的活動影片，每一個單元皆可以深入發揮，在場域安全、預防跌倒和活動帶領也是方案中另一個重點，請學員細心領略！

CL-01-0376延緩失能方案計畫召集人

中醫科主任 黃柏銘醫師

2020.09.05

編輯說明

1 本中西復健照護手冊內容主要依CL-01-0376團隊師資授課經驗而來，引用圖片多來自Free icon及授課實況編修而來，拍攝照片皆獲長者同意引用及成果呈現。

2 本文依照護計畫原則、課程流程及補充資料書寫，分中醫、職能、物理、語言、營養、護理社工等專業分述。

3 參見引用※表示，推薦讀物附於後。

4 附KCL、IADL、MMSE、SPMSQ等評量供同道參考，唯確實評量需由專業人員執行。

5 希望本照護手冊可供據點帶領活動之指導員有所參考依據。

目錄

計畫緣起

依據國家發展委員會推估，預計台灣2018年邁入高齡社會，2025年邁入超高齡社會。WHO為了因應世界人口老化，於2002年提出活躍老化之政策架構，以「健康」、「安全」和「參與」三大面向全提升長者生活品質。

衛生福利部於2017年開始延續長期照顧十年計畫，推動長照2.0計畫，除原有長照1.0之服務項目與對象外，並擴展服務及對象與項目，向前延伸發展預防照護。建構「預防及延緩失能照護計畫」，以衰弱老人及輕、中度失能（智）者為主要服務對象，推動預防失能及延緩失智之創新服務。

「中西復健照護，五官經絡養生」預防延緩失能照護方案（編號CL-01-0376號）以中醫為專業核心結合其他復健、語言、營養、護理、社工等內容，2018年通過衛福部地方自審方案，並持續通過2019～2021年衛福部公告的「預防及延緩失能照護服務方案」中央複審。

照護計畫執行原則

社區服務據點

□ C據點（巷弄長照站、社區關懷據點）

□ 失智照護計畫之失智社區服務據點

服務對象

□ 以衰弱及輕、中度失能或失智老人為優先

□ 社區健康及亞健康老人也可以一起參與

照護方案內容

□ 肌力強化運動　　□ 生活功能重建

□ 社會參與　　　　□ 口腔保健

□ 膳食營養　　　　□ 認知促進

照護方案導入

1. 中央及各縣市通過之方案均建置於預防延緩失能照護服務資源管理平台。

2. 一期十二週，每週一次，每次二小時。參與對象不可同時重複參加不同班別，若為延續服務，每人每年以三期為限。

3.中央及地方案模組於徵得其方案人才（師資、指導員及協助員）同意，得不受該方案模組原提報實施區域限制。

計畫管理

1.配合衛福部於指定之資訊平台，完成資料之建置與登錄。

2.介入前後效果量測：個案於介入前後須依規定之評估表（Kihon Checklist；KCL），進行照護服務方案介入前後評估，並於資訊平台完成登錄。

3.協助導入公告之照護方案及師資人才（含專業師資、指導員及協助員）。

4.建立計畫管理與品質監控機制。

※衛福部長照2.0／預防及延緩失能照護服務
※預防及延緩失能照護服務資源管理平台

活動內容

活動主題／時間/流程/人力/設備資源/效益

□ 活動流程

時間：二小時 (120分鐘)

□ 活動課程內涵 (十二週)

課程專業	週次	內容
中醫	4	五官養生、穴位指導、 八段錦養生操、六字訣等
物理治療	2	心肺功能訓練、 四肢肌力訓練
職能治療	2	活動認知訓練、 伸展與肌力運動
語言治療	1	高齡者口腔運動與保健
護理社工	2	環境安全、預防跌倒、 社交參與、前後測
營養藥學	1	膳食營養介紹與實作

模式一 （中醫、復健、語言、護理等）

第一階段

15 分鐘	熱身操，自我介紹及課程目標
35 分鐘	簡介課程內容及活動帶領實作
10 分鐘	休息

第二階段

10 分鐘	講解活動內容及方法
35 分鐘	趣味遊戲活動時間
15 分鐘	結語、分享與滿意度調查

※ 熱身操（例如八段錦 1、2、7 式）

模式二 （營養、藥學、社工等）

第二階段

15 分鐘	熱身操，自我介紹及課程目標
35 分鐘	簡介課程內容（膳食、藥膳等等）
10 分鐘	休息

第二階段

45 分鐘	分組實作活動時間
15 分鐘	結語、分享與滿意度調查

活動課程十二週流程舉例

週次	內容
第 1 週	**活動主題**：前測／環境安全、預防跌倒 **目的**：課程前測、學員熟悉身體狀況。 **執行內容／流程**： 1.簽到、量測血壓、體重等生理評估、填 IADL、KCL量表。 2.環境安全、預防跌倒課程。 3.注意事項等：注意長輩溝通。

週次	內容
第 2 週	**活動主題**：五官養生操、熱身操 **目的**：五官穴位操作演練與養生教學回饋 **執行內容／流程**： 1.簽到、量測血壓、體重等生理評估。 2.熱身操（八段錦1、2、7式、收功），五官養生教學回饋。 3.注意事項等：注意長輩身體不適之突發。
第 3 週	**活動主題**：膳食營養介紹與實作 **目的**：學習如何健康吃、簡單做 **執行內容／流程**： 1.暖身熱身操。 2.介紹飲食金字塔、食物停看聽 3.膳食與藥膳實作。 4.注意事項：長輩反映及身體有無不適。
第 4 週	**活動主題**：：八段錦教學 (上) **目的**：學習八段錦(上)內容及養生鍛鍊 **執行內容／流程**： 1.生理評估、暖身熱身操。 2.八段錦前四式介紹。 3.操作演練與教學回饋。 4.注意事項：長輩反映及身體有無不適。

週次	內容
第 5 週	**活動主題**：心肺功能訓練 **目的**：教導居家可行的運動，鍛練心肺功能 **執行內容／流程**： 1.暖身熱身操。 2.有氧運動 (前勾腳、點踏打拳…) 3.操作演練與教學回饋 4.注意事項：長輩反映及身體有無不適。
第 6 週	**活動主題**：高齡者口腔運動與保健 **目的**：訓練口腔運動、延緩吞嚥功能退化 **執行內容／流程**： 1.暖身熱身操。 2.口腔運動不漏氣。 3.呷百二影片觀賞與教學 4.注意事項：若長輩身體有不適，暫緩參加。
第 7 週	**活動主題**：伸展運動/肌力訓練 **目的**：教授長輩肢體伸展及肌力訓練 **執行內容／流程**： 1.暖身熱身操。 2.徒手肢體伸展與肌力運動。 3.操作演練與教學回饋。 4.注意事項：長輩反映及身體有無不適。

週次	內容
第 8 週	**活動主題**：八段錦教學(下) **目的**：學習八段錦(下)內容及養生鍛鍊 **執行內容／流程**： 1.生理評估、暖身熱身操。 2.八段錦後四式介紹。 3.操作演練與教學回饋。 4.注意事項：長輩反映及身體有無不適。
第 9 週	**活動主題**：認知訓練活動 **執行內容／流程**： 1.暖身熱身操。 2.遊戲中學習認知／範例：誰是大歌星！ 3.操作演練與教學回饋。 4.注意事項：長輩反映及身體有無不適。
第 10 週	**活動主題**：平衡運動／肌力訓練 **目的**：由活動的帶領，達到身體平衡協調 **執行內容／流程**： 1.暖身熱身操。 2.防跌肌力訓練／範例：活力椅子操。 3.操作演練與教學回饋。 4.注意事項：長輩反映及身體有無不適。

週次	內容
第 11 週	**活動主題**：六字訣養生保健介紹 **目的**：學習居家中醫養生保健 **執行內容／流程**： 1.生理評估、暖身熱身操。 2.養生十六宜／道家、六字訣健口操。 3.呷百二影片觀賞與教學回饋。 4.注意事項：長輩反映及身體有無不適。
第 12 週	**活動主題**：課程後測、失智症知多少？ **目的**：學員課程反映回饋、生活功能重建 **執行內容／流程**： 1.後測ADL、KCL。 2.預防失智症課程。 3.教學回饋。 4.注意事項：長輩反映及身體有無不適。

※中西照護活動對於社區預防及延緩失能

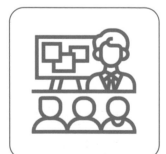

中醫篇

 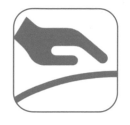 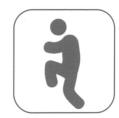

課程要點要求

1. 運用在地傳統長者熟悉的養生運動，增加肢體活動能力。
2. 透過簡單的中醫養生活動，增加長者間互動，改善日常生活能力。
3. 以中醫為核心結合其他專業的活動，增加運動活動的重複性及減少厭倦感。

課程預期效益

1. 以中醫固有養生導引為核心，中西醫結合復健及飲食衛教。
2. 以醫學生活化方案，促進長者五官肌肉運動及肢體伸展鍛鍊。
3. 讓個案增加日常生活能力、自我照顧、團體互助及預防失能。

五官養生／頭面手好穴介紹（一）

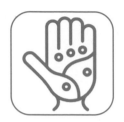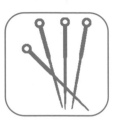

穴位	經絡	有益
百會	督脈	助陽氣
風池	足少陽膽經	頭痛
攢竹	足太陽膀胱經	前頭痛
絲竹空	手少陽三焦經	目疾患
太陽	經外奇穴	緩解頭痛
睛明	足太陽膀胱經	目疾患
瞳子髎	足少陽膽經	祛風明目
迎香	手陽明大腸經	鼻病
下關	足陽明胃經	利牙關
合谷	手陽明大腸經	頭面疾患

五官養生／頭面手好穴介紹（二）

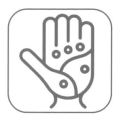 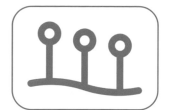

穴位	經絡	有益
二間	手陽明大腸經	咽喉腫痛
三間	手陽明大腸經	頭面口腔疾病
後谿	手太陽小腸經	通督脈
腕骨	手太陽小腸經	手腕筋骨活絡
陽谷	手太陽小腸經	明目、除腕疼
神門	手少陰心經	心悸、失眠
勞宮	手厥陰心包經	神志與心病
大陵	手厥陰心包經	腕管綜合症
陽池	手少陽三焦經	腕背腱鞘囊腫
養老	手太陽小腸經	舒筋解除疲勞

八段錦

六字訣

職能治療

物理治療

語言治療

營養篇

護理篇

頭面手好穴圖解

穴位	穴位
百會	風池
攢竹	絲竹空
太陽	瞳子髎

穴位	穴位
迎香	下關
合谷	二間／三間
後谿	神門

八段錦

六字訣

職能治療

物理治療

語言治療

營養篇

護理篇

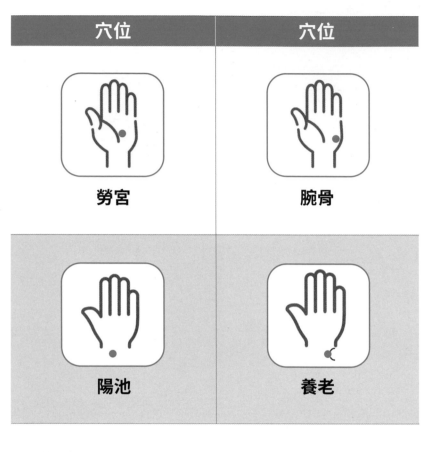

穴位	穴位
勞宮	腕骨
陽池	養老

養生摩法 ※醫方集解／養生十六宜

頭面部摩法

☐ 髮宜多梳

☐ 面宜多擦

☐ 耳宜常彈

☐ 目宜常運

☐ 齒宜數叩

肢體部摩法

☐ 胸宜常護

☐ 背宜常暖

☐ 腹宜常摩

☐ 足心常擦

☐ 提肛呵氣

全身養生法

- ☐ 舌宜抵顎
- ☐ 濁氣常呵
- ☐ 穀道常撮
- ☐ 肢節常搖
- ☐ 皮膚宜常乾沐浴
- ☐ 大小便閉口勿言

十巧手養生操

- ☐ 碰碰手
- ☐ 垂碰手
- ☐ 蓮花手
- ☐ 叉叉手
- ☐ 齊叉手
- ☐ 搥左手搥右手
- ☐ 手背互相碰
- ☐ 環手腕
- ☐ 搓揉雙耳
- ☐ 掌心互摩擦

※ 中醫篇－經絡養身小撇步
※ 十巧手運動

五官養生

- ■ 肌力強化運動
- ■ 社會參與
- ☐ 膳食營養
- ■ 生活功能重建
- ☐ 口腔保健
- ■ 認知促進

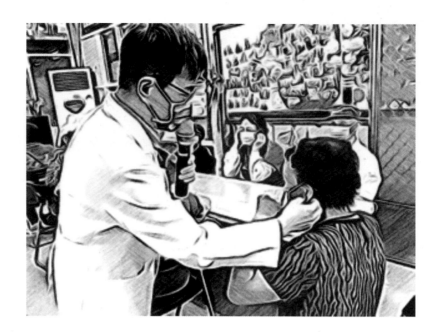

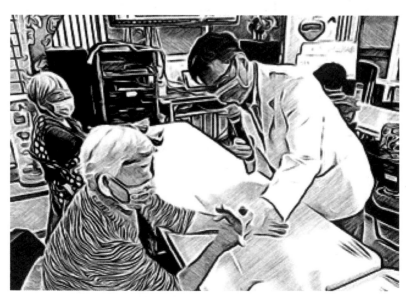

五官經絡手部穴位演示。

八段錦

八段錦是一種在傳統古代發明的健身方法，由八種肢體動作組成，每種動作稱為一「段」，內容包括肢體運動和氣息調理。每種動作都要反覆多次，並配合氣息調理（如舌抵上顎、意守丹田）。

※宋・洪邁著《夷堅志》※醫學八段錦

八段錦（站式；或稱「武八段」或「外八段」）

活動動作	功效	相關經絡
1 雙手托天理三焦	調理三焦，體內氣血的通道暢通，促進五臟六腑氣血循環。	手足三陰、手少陽三焦經、督脈
2 左右開弓似射雕	疏通肺臟，增加肺功能，增強下肢肌肉力量。	手太陰肺經、手陽明大腸經
3 調理脾胃需單舉	調和脾胃，促進消化，預防和緩解肩頸疾病。	足陽明胃經、足太陰脾經
4 五勞七傷往後瞧	疏通任脈、督脈及帶脈，治療勞損引起的頸椎和腰椎疾病。	任脈、督脈

活動動作	功效	相關經絡
5 **搖頭擺尾去心火**	交通心腎，可清降心火、安神健腦。	足三陰三陽、督脈、任脈
6 **兩手攀足顧腎腰**	補益腎臟，強筋健骨，固護腰腎，治療腰酸背痛。	足三陰三陽、督脈
7 **攢拳怒目增氣力**	疏通肝氣，增強臂力、腰力和眼力。	手足三陰三陽十二經
8 **背後七顛百病消**	顛足刺激脊柱，去邪扶正，通任督二脈。	足三陰三陽、督脈

八段錦簡略操式

【雙手托天理三焦】

1 .自然站立，雙腳與肩同寬，雙手置於丹田。

2 .吸氣，雙手上提至胸口高度，吐氣翻轉掌心向下。

3 .第二次提掌到胸口時，翻掌向上，托天。

4 .吐氣、雙手像抱一顆球，緩緩向下。

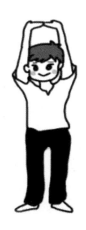

【左右開弓似射雕】

1. 跨馬步。
2. 雙手握拳相接交叉提至胸前，
   欲伸展側（左側）的拳頭放在
   外側，比出「七」的姿勢，另
   一側（右側）豎拳在胸前。
3. 吸氣，左手向推出伸直，手部
   保持與肩同高，轉頭眼看食指
   尖，右手拉弓呈擴胸姿勢。
4. 吐氣慢縮回，回雙手交叉狀，
   左右交換為一式。

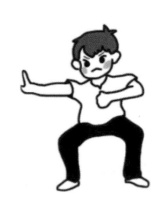

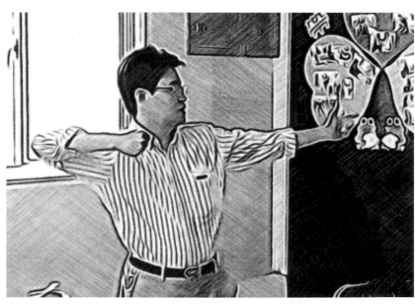

「左右開弓似射雕」演示。

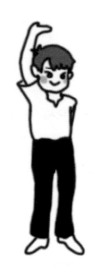

【調理脾胃需單舉】

1. 自然站立，雙腳與肩同寬，雙手掌心向上，置於小腹前。

2. 吸氣，兩手上提至胸口高度.，左掌心向上，右掌心向下。

3. 向上掌心成托天姿勢，向下壓掌心成按地姿勢，拉開體腔。

4. 吐氣，雙手頭眼緩回正，左右交換為一式。

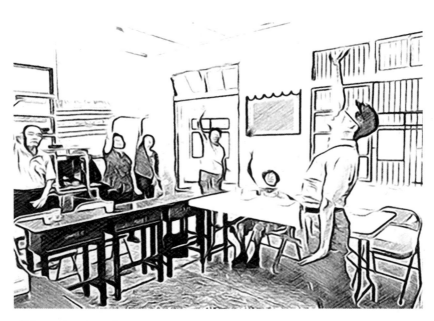

「調理脾胃需單舉」演示。

【五勞七傷往後瞧】

1. 雙腳與肩同寬，雙手掌心向上，置於小腹前。

2. 吸氣，兩手上提至胸口高度；吐雙掌翻轉向下壓。

3. 兩手慢放下，同時頭轉向左側，慢吸氣腰背挺直，由腰跨引動轉勢，帶動上身往左後轉，伸展脊椎。

4. 吐氣返回，左右交換為一式。

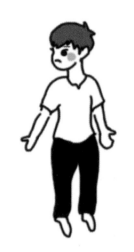

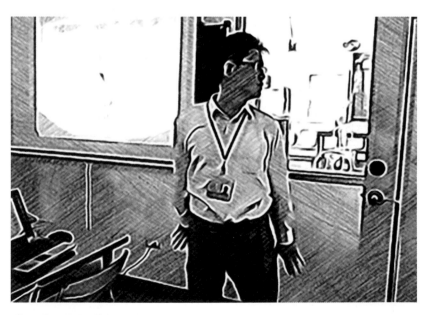

「五勞七傷往後瞧」演示。

【搖頭擺尾去心火】

1. 雙腳橫跨，深蹲馬步，上半身維持中正，雙手放在膝上方15公分處。

2. 搖頭低身。下身在穩定中轉動，重心移至左腳，右腳伸直。

3. 側身呈弓箭步，上身轉起挺背，眼睛直視左前方，左手放在膝蓋，右手放在腰際，感受筋骨伸展。

4. 吐氣緩回正中，左右交換。

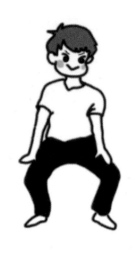

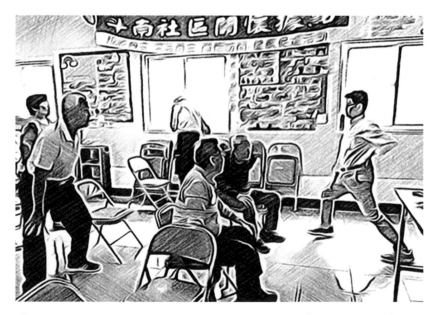

「搖頭擺尾去心火」演示。

【兩手攀足顧腎腰】

1. 雙腳與肩同寬，雙手掌心向上，
   置於小腹前。
2. 吸氣，上提到胸前翻掌向上，兩
   手伸直上舉至頭頂，雙手交互向
   上拉伸兩次。
3. 彎腰吐氣，上身順脊椎往前彎，
   眼睛抬頭上看，慢起身雙手順著腿內側輕觸上移，
   至鼠蹊部時滑向腰後，雙手托住。
4. 雙手護腰，身體微向後仰，嘴巴微張，舌尖頂顎，
   提肛聚力，感受伸展。
5. 身體回正，吐氣，膝蓋伸直，放鬆完成。

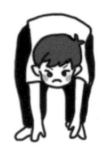

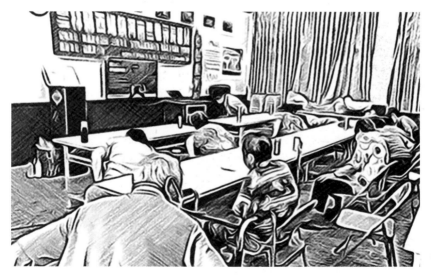

「兩手攀足顧腎腰」演示。

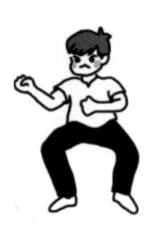

【攢拳怒目增氣力】

1. 兩手握空拳至腰際，拳心向上，馬步下蹲。

2. 吸氣，左出拳向前推約手臂1/2長，拳心急旋轉向下並瞬間喊出「喝」聲，怒目看左拳，右拳微向後拉。

3. 左手掌張開，旋掌轉為朝上收回，雙手置於腰際。

4. 左右交換。

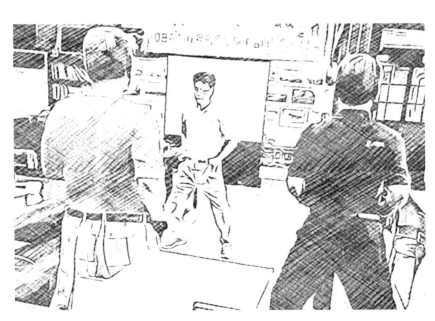

「攢拳怒目增氣力」演示。

【背後七顛百病消】

1. 自然站立,腳尖、腳跟併攏,雙腳內側夾緊施力。

2. 緩吸氣提起腳跟,提臀縮肛,兩手掌向後抬起…,暫時憋住呼吸,全身緊繃。

3. 全身力量突然放鬆,腳掌跟跺地,膝蓋微彎,雙手順勢向前輕甩出,同時快速吐氣。

4. 反覆做7次。

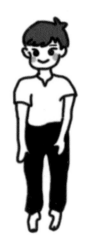

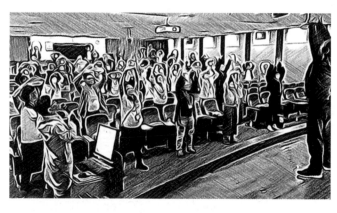

培訓大會「雙手托天理三焦」演示。

※ 八段錦動作教學
※「中西照護復健,五官經絡養生」培訓課程

八段錦

■ 肌力強化運動　■ 生活功能重建　■ 社會參與
□ 口腔保健　□ 膳食營養　□ 認知促進

六字訣養生法

● 是古老流傳下來的一種傳統養生吐納方法，秦漢時代的《呂氏春秋》中就有關於用導引呼吸治病的論述，明·龔延賢撰寫的《壽世保元》說明六字訣治病大要。"五臟六腑之氣，因五味熏灼不知，又六慾七情，積久生病，內傷臟腑，外攻九竅，以致百骸受病，輕則痼癖，甚則盲廢，又重則傷亡，故太上憫之，以六字訣治五臟六腑之病"。其法以呼字而自瀉去臟腑之毒氣，以吸氣而自採天地之清氣補氣。

● 六字訣的最大特點是強化人體內部的組織機能，通過呼吸導引，充分誘發和調動臟腑的潛在能力來抵抗疾病的侵襲，防止隨著人的年齡的增長而出現的過早衰老。因此，透過呼吸及發音我們也可以強化頭頸部、顏面、口唇舌的相關肌肉訓練及協調，具有改善吞嚥困難能力的潛能。

六字訣的發音功法

噓（ㄒㄩ）

呼（ㄏㄨ）

吹（ㄔㄨㄟ）

呵（ㄏㄜ）

呬（ㄙ）

嘻（ㄒㄧ）

六字訣養生功

▶ 採腹式自然呼吸法吐納養生
▶ 可每個字讀六次後調息一次，或者六個字輪流讀音後調息。

噓 字功：平肝氣

呵 字功：補心氣

呼 字功：培脾氣

呬 字功：補肺氣

吹 字功：補腎氣

嘻 字功：理三焦氣

※ 醫方集解／養生十六宜
※ 黃柏銘等

六字訣養生功

■ 肌力強化運動 ■ 生活功能重建
□ 社會參與 ■ 口腔保健
□ 膳食營養 ■ 認知促進

職能治療篇

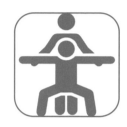 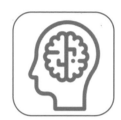

課程要點要求

1. 依據認知促進理論為基礎，強調神經可塑性、認知儲備、大腦代償及鷹架理論。

2. 運用認知介入策略，製作多面向的認知互動遊戲，可個別進行學習並調整難易度及挑戰性。

3. 增加長者使用視覺、運動覺、聽覺、言語表達等感覺刺激的機會，活化大腦。

課程預期效益

1. 增加長者運用五官（主要為眼、耳、口）感覺。

2. 增加長者肢體（手、腳）動作表現。

3. 增加長者大腦活化，遠離失智。

4. 強化長者心肺功能。

5. 讓長者懷舊並保有正向情緒。

活動舉例

歌曲帶動唱／阿爸牽水牛

★活動進行

歌唱進行中帶動肢體比畫手勢

藉由歌唱帶動阿公阿嬤的社交參與

藉由歌唱增加懷舊認知、口語運動

★表現認知成分

定向感、處理速度、分散性注意力、語言、
長期記憶。

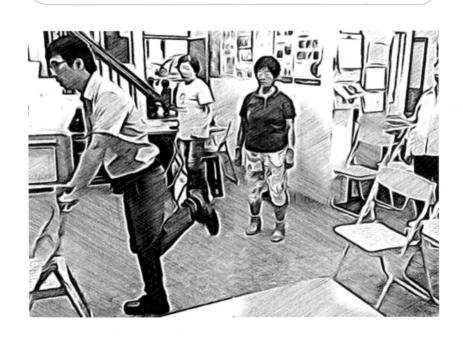

團康性活動／誰是大贏家（牌藝活動）

★活動進行

比大小：長者拿的牌比指導者大的舉左手，比指導者小的舉右手。

配對花色：長者行走繞過設計的障礙物，到正確花色的目的地點放置。

眼明手快：連續數數A~10，數到數字快速用手壓住牌。

★表現認知成分

分散性注意力、處理速度、記憶力、邏輯推理。

※Avril Mansfield 2010
※Fan JT 2011

職能治療活動

■ 肌力強化運動　　　■ 生活功能重建

■ 社會參與　　　　　□ 口腔保健

□ 膳食營養　　　　　■ 認知促進

物理治療篇

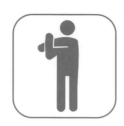 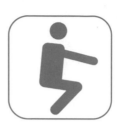

課程要點要求

1.運用就地方便執行的簡單運動肌力訓練、伸展運動及平衡訓練等綜合性運動訓練。

2.促進下肢肌力、平衡能力，增加行走能力，達到有效防跌的風險。

課程預期效益

1.減緩肌肉酸痛及下背痛。

2.增加動作表現。

3.預防或減少跌倒的機率。

4.增加心肺耐力，提高日常生活獨立的能力。

活動舉例

伸展運動／平衡運動

伸展運動：頸椎／雙肩／軀幹／脊柱旋轉／下肢

銀髮族伸展運動

◆伸展運動亦稱為「提高柔軟度」運動，目的在於放鬆僵硬的關節和肌肉，增加身體的活動範圍，提高身體機能。

◆是運動的基礎，且容易學習的安全運動。柔軟度做為人體老化程度的一種指標，柔軟度越好→身體狀況越好。

伸展運動注意事項

☐ 不要在疼痛點加壓。

☐ 避免過度伸展。

☐ 避免伸展腫脹的關節。

☐ 伸展時應保持平緩、順暢的呼吸，不可閉氣。

☐ 高血壓的人避免使用本體感覺神經肌肉誘發術，因等長收縮會造成血壓升高。

☐ 應循序漸進，絕對不要與人競爭。

☐ 以正確的姿勢伸展對的部位。

※ 黃獻樑等

銀髮族平衡運動

加強肌肉適能／下肢肌力

加強神經肌肉控制能力／直線走、折返走

增強前庭感覺的平衡系統／頭部的轉動及 8 字型行走

增加反應能力／丟接球訓練

增加本體感覺能力／閉眼單腳站立

影響平衡因素

☐ 肌肉無力

☐ 關節僵硬

☐ 姿勢不對稱

☐ 步態異常

☐ 關節炎

☐ 認知損傷

☐ 害怕跌倒

☐ 前庭功能不良

☐ 視力不良

☐ 感覺統合不佳

☐ 藥物作用

☐ 周邊動脈疾病

☐ 障礙物

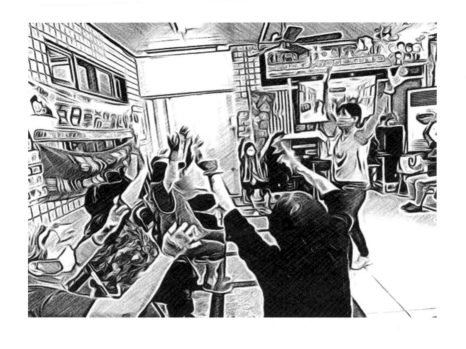

中醫篇
八段錦
六字訣
職能治療
物理治療
語言治療
營養篇
護理篇

物理治療訓練

■ 肌力強化運動　　■ 生活功能重建

□ 社會參與　　　　□ 口腔保健

□ 膳食營養　　　　□ 認知促進

語言治療篇

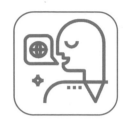

課程要點要求

1. 重點放在八段錦熱身操及口腔運動執行，但請參與者量力而為不要過於勉強。

2. 可發揮個人巧思將口腔運動結合小遊戲，以增加參與者印象及樂趣。

課程預期效益

1. 提升長者對吞嚥機能的重視，並早期發現吞嚥障礙的前兆，進而尋求協助，達到預防的效能。

2. 藉由操作基本的口腔運動，延緩吞嚥障礙的發生。

3. 將口腔運動以遊戲方式呈現，可增進長者活動動機及與他人互動的頻率。

吞嚥困難四原因

- ☐ 肌肉力量不足
- ☐ 吞嚥過程不順
- ☐ 忘記正在吃飯
- ☐ 嗅覺味覺退

吞嚥困難四目標

- ☐ 避免嘔吐嗆咳
- ☐ 獲得充分營養
- ☐ 維持體重不降
- ☐ 增加進食意願

※ 中醫居家照護手冊 2020

進食吞嚥過程

　　進食吞嚥指的是食物從嘴巴進到胃的一連串過程，當這過程一遇有不流暢的情形，就有可能造成吞嚥上的阻礙，可分為五個階段做簡單說明。

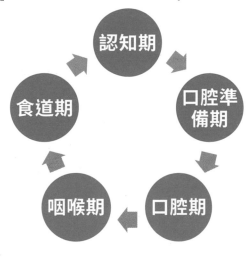

認知期

指的是食物未進到嘴巴前的階段。

口腔準備期

當食物入口，雙唇閉合後，我們會依個人的意識決定如何處理食物，咀嚼形成食糰。

口腔期

是將置於舌頭中央的食糰，迅速往咽腔方向推送的階段。

咽喉期

指的是食糰進到咽腔的階段，是由吞嚥反射所啟動。

食道期

即食糰通過食道進到胃部的過程。

◆尤其是在認知期與口腔準備期，是初步獲得是否有吞嚥異常的重要警訊。

常見的口腔運動

☐ 頭頸部肌肉放鬆運動　　☐ 舌頭運動
☐ 下頷運動　　　　　　　☐ 呼吸運動
☐ 雙唇運動　　　　　　　☐ 聲門運動

活動流程

口腔機能照護運動

★臉頰活動

活動1：口中含一大口氣，將雙頰鼓起。

活動2：口中含一大口氣，做出漱口動作。

每個動作維持5秒，連續做5-10次。

★雙唇活動

活動1：雙唇嘟起，做出親吻的樣子。

活動2：雙唇向左右二側拉開，像發 ˋ一ˊ 音
的樣子。

活動3：雙唇輪流做出嘟起及向左右側拉開的
動作。

活動4：雙唇用力抿住，然後發出 ˋ啵ˊ 的聲
音。

每個動作維持5秒，連續做5-10次。

★舌頭活動

活動1：將舌頭伸出到最長後縮回。

活動2：將舌頭向左側嘴角伸出後縮回。

活動3：將舌頭向右側嘴角伸出後縮回。

活動4：將舌頭向左右側嘴角輪流伸出後縮回。

每個動作維持5秒，連續做5-10次。

★下頷活動

活動1：將嘴巴張開到最大，停留5秒後閉起。

此動作連續做5-10次。

★呼吸活動

活動1：先深吸一口氣，然後由鼻子慢慢吐氣，愈長愈好。

此動作做5-10次，每口氣間休息3-5秒。

★聲門閉合活動

活動1：將雙手交叉緊握，大聲由1數到10。

重複動作做3-5次。

★肩部活動

活動1：將雙肩向上抬高，停留5秒後放下。
此動作連續做5-10次。

★頸部活動

活動1：將頭向左側轉，停留5秒後轉回向前。
活動2：將頭向右側轉，停留5秒後轉回向前。
活動3：將頭向上抬高，停留5秒後轉回向前。
活動4：將頭向下低，停留5秒後轉回向前。
每個動作維持5秒，連續做5-10次。

★口腔輪替活動

活動1：將雙唇閉起，然後發出〝啪/啪/啪〞
聲音。
活動2：將舌頭伸出，然後發出〝它/它/它〞
聲音。
活動3：將嘴巴打開，然後發出〝喀/喀/喀〞
聲音。
活動4：嘴巴迅速說出〝啪/它/喀〞。
每個活動做5-10次。

中醫篇

八段錦

六字訣

職能治療

物理治療

語言治療

營養篇

護理篇

唾液腺按摩

★腮腺
　耳朵前下方／以手指環狀輕柔按摩約10次

★頜下腺
　下顎骨二邊突出處內側／以手指輕柔按壓約10次

★舌下腺
　舌頭下口腔底部／以手指輕柔按壓約10次

※ 呷百二 ※ 熊昌勇美等 ※ 富田かをり ※ 歐陽來祥

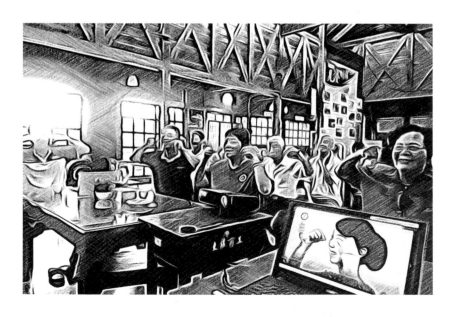

※ 口腔運動「呷百二」
※ 呷百二，中華民國語言治療師公會全國聯合會

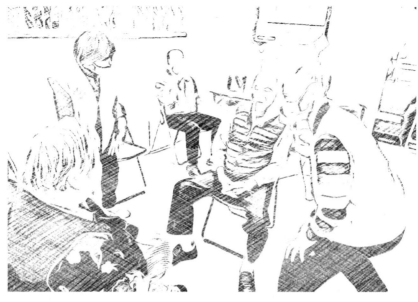

口嘴剪刀石頭布遊戲演示。

中醫篇

八段錦

六字訣

職能治療

物理治療

語言治療

營養篇

護理篇

高齡者口腔運動

■ 肌力強化運動　　■ 生活功能重建

□ 社會參與　　　　■ 口腔保健

■ 膳食營養　　　　□ 認知促進

營養篇

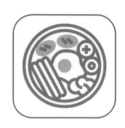

課程要點要求

1.認識健康均衡飲食原則

2.參與預防健康飲食實作例如失智預防飲食

課程預期效益

1.透過課程活動熟悉健康均衡飲食原則

2.健康飲食實作增加課程活潑性與學員參與度

健康均衡飲食原則

國民健康署指出均衡飲食為維持健康的基礎。「均衡飲食」為每日由飲食中獲得身體所需且足量的各種營養素，且吃入與消耗的熱量達到平衡。

每日飲食指南手冊

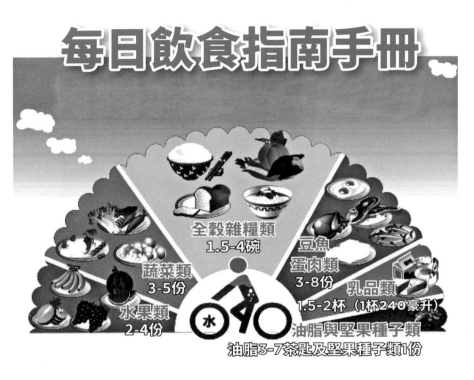

全穀雜糧類
1.5-4碗

豆魚
蛋肉類
3-8份

蔬菜類
3-5份

乳品類
1.5-2杯（1杯240豪升）

水果類
2-4份

水

油脂與堅果種子類
油脂3-7茶匙及堅果種子類1份

※ 衛生福利部國民健康署「每日飲食指南手冊」

中醫篇
八段錦
六字訣
職能治療
物理治療
語言治療
營養篇
護理篇

我的餐盤

☐每天早晚一杯奶   ☐飯與蔬菜一樣多

☐每餐水果拳頭大   ☐豆魚蛋肉一掌心

☐菜比水果多一點   ☐堅果種子一茶匙

健康均衡飲食原則

1.維持理想體重

2.均衡並多樣化攝取各項食物

3.三餐以全穀雜糧類為主食

4.盡量選用高纖維食物

5.少油少鹽少糖

6.多攝取鈣質豐富的食物

7.多喝水

8.適度可耐受的紓壓運動

健康餐點實作課程舉例

【枸杞木耳露】

食材／枸杞少許、乾木耳、白開水

作法／

1 將乾木耳洗淨後泡水。

2 將泡水後的乾木耳用電鍋蒸軟。

3 果汁機中放入白開水、少許枸杞、蒸軟後的木耳一起攪打後即可食用。

營養功效

◆白木耳具有補腎、潤肺、生津、止咳、清熱、養胃、補氣等。富含膳食纖維可助胃腸蠕動。

◆枸杞有延緩衰老、補肝明目等功能。

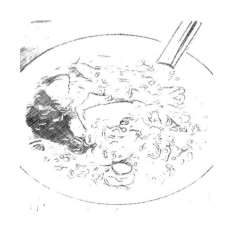

【鄉村吐司／甜口味】

食材／吐司 、芝麻醬或花生醬、南瓜、(香蕉)

作法／

1 將將南瓜洗淨，去皮後蒸熟用成泥狀。

2 將吐司抹上芝麻醬或花生醬後將南瓜泥抹在
   吐司上，亦可放置香蕉切片後置於吐司上後
   可以直接食用。

【鄉村吐司／鹹口味】

食材／吐司、鮪魚罐頭、雞蛋、小番茄

作法／

1 將雞蛋水煮後成水煮蛋切片備用。

2 將吐司置上鮪魚、水煮蛋片、小番茄片，即
   可食用。

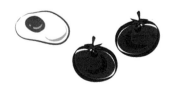

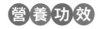**營養功效**

◆南瓜富含 β-胡蘿蔔素，能幫助身體生成維生素A。
維生素A 能增強免疫系統、對抗感染。

◆南瓜也富含葉黃素和玉米黃素，能降低白內障和
老年黃斑部病變的風險。

◆南瓜富含的鉀、維生素C和膳食纖維。

※衛生福利部國民健康署「台灣常見食品營養圖鑑」。

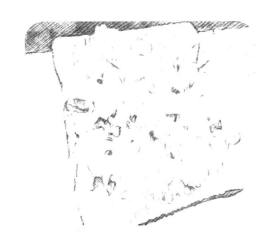

失智預防飲食攝取原則

1.均衡飲食

2.攝取足夠的維生素B群

3.鈣質

4.油、低鹽、低糖

5.含維生素A、C、E抗氧化食物

6.含維生素E食物

7.適量堅果補充

8.遠離酒精、咖啡因等刺激物質

9.養成運動的習慣，規律的生活作息

地中海型飲食／麥得飲食

(Mediterranean-DASH diet intervention for neurodegenerative Delay, MIND)：

是結合得舒飲食及地中海飲食而延伸的一種飲食型態，以植物性食物為主，特別提倡莓果類和綠色葉菜類蔬菜和限制攝取動物性食物、含高飽和脂肪食物。麥得飲食被認為能改善認知功能減緩阿滋海默症病程。

麥得飲食與益腦食物

□ 綠蔬菜　　　　□ 莓果
□ 彩色蔬菜　　　□ 豆類
□ 全穀　　　　　□ 白肉
□ 堅果　　　　　□ 適量飲酒
□ 橄欖油

傷腦飲食

□ 高脂紅肉及加工製品
□ 油炸及速食
□ 奶油乳瑪琳
□ 糕點與甜點
□ 高油高熱量起司料理

※中醫居家照護手冊2020
※衛生福利部國民健康署

老年期營養需求

1.老年人熱量需求降低，目標放在維持理想體重。

2.老年人因能量減少，應選擇高營養密度的食物，避免高糖、高油、酒精等空熱量食物的攝取，以獲得足夠的其他營養素。

3.醣類普遍包含於全穀雜糧類、乳品類、水果類。

4.若有血糖耐受不良問題，建議醣份比例限制於55％以下。

5.腎臟功能較差者，可以白米飯或低氮主食作為選擇，如冬粉、粄條。

6.低蛋白飲食可能造成瘦體組織降低，肌肉功能下降，免疫力下降。

7.老年人每餐均應有優質蛋白質供應。

8.對於低密度脂蛋白偏高的長者，飽和脂肪酸攝取應低於總熱量的7％。

9.脂溶性維生素補充劑應於飯後食用，例如維他命A、D、E、K。

10.維持適當的鈣磷比，磷的建議量為800mg/day。

11.研究顯示老年人膳食纖維攝取量常低於建議量。

12.老年人常有便秘的情形，應攝取足夠膳食纖維。

13.膳食纖維每日建議攝取量盡量達到建議量10公克
／1000大卡。（正常人一般建議一日膳食纖維約
25-35克／天）。

膳食營養介紹與實作
□ 肌力強化運動　　■ 生活功能重建
■ 社會參與　　　　■ 口腔保健
■ 膳食營養　　　　■ 認知促進

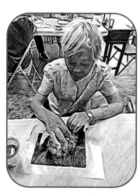
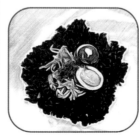
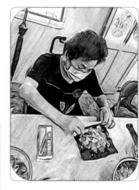

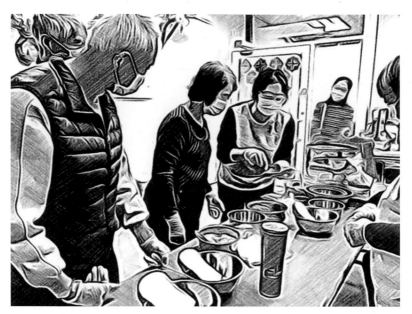

膳食營養實作演示。

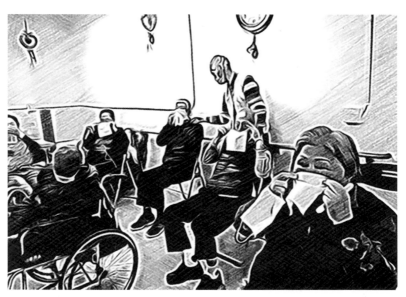

口腔運動實作演示。

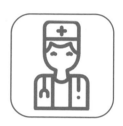

課程要點要求

1. 在幫助長者及家庭，了解跌倒造成的傷害及危險因素，如何預防及協處。
2. 幫助健康照護人員向長者及有需要的家庭，說明防跌的注意事項。

課程預期效益

1. 對高風險長者進行完整的評估及有效的介入，促進對老人跌倒危險因子的瞭解。
2. 強化預防跌倒的概念及針對個人的介入措施，以求早期阻斷各個風險因子交互作用，降低跌倒的風險。
3. 提供安全的照護環境，降低跌倒傷害程度。

跌倒定義

1. 從站立、坐姿或行走間，突然不預期的往下傾倒。
2. 身體姿勢非故意的改變，導致身體某一部分觸地。
3. 非預期地跌坐至地面或較低處，可因身體功能或精神狀態不佳時而發生，造成嚴重損傷或無嚴重損傷之情形。

跌倒造成的傷害

☐ 受傷   ☐ 瘀血
☐ 關節脫臼   ☐ 疼痛
☐ 骨折   ☐ 生活品質變差
☐ 頭部外傷

骨折常見位置

● 手腕   ● 背骨
● 髖骨   ● 尾骶骨
● 肩胛骨

跌倒常見危險因素

□ **內在因素**
- ● 感官系統
- ● 神經肌肉系統
- ● 心臟（心血管）
- ● 中樞神經退化
- ● 肌肉骨骼
- ● 其他

□ **外在／環境因素**
- ● 家俱
- ● 障礙物
- ● 光照
- ● 浴室
- ● 衣著
- ● 平衡支持
- ● 約束
- ● 藥物

易造成跌倒的藥物

□ 緩瀉劑

□ 利尿劑

□ 抗膽鹼藥物

□ 降壓劑

□ 降血糖劑

□ 抗組織胺劑

□ 鴉片類止痛劑

□ 麻醉藥品

□ 鎮靜安眠藥

□ 抗精神病藥物

□ 抗憂鬱劑

□ 抗癲癇藥

中醫篇

八段錦

六字訣

職能治療

物理治療

語言治療

營養篇

護理篇

預防跌倒十五知

1.環境要安全
2.用藥安全
3.坐床高低要注意
4.叫人求救設備要安裝
5.淨空的動線／明顯的標示
6.走道／樓梯扶手要安全
7.物品擺放要固定
8.合身衣著／合適的鞋子
9.活動要安全
10.充足的照明
11.浴廁安全環境
12.安全如廁要協助
13.適當的室溫
14.跌倒勿用手撐
15.保命防跌人人有責

※衛生福利部國健署-長者防跌妙招手冊
※江欣怡，預防老人跌倒，台灣新發現科學發展

預防跌倒護理衛教

■ 肌力強化運動　　■ 生活功能重建
■ 社會參與　　　　□ 口腔保健
□ 膳食營養　　　　□ 認知促進

補充資料

衰弱症

「衰弱」（frailty）的現象就是一個表現型的老年病症候群，代表著各個生理系統累積性的機能退化，造成生理儲備量降低、抗壓力減弱，而容易感受負面的醫療後果。臨床指標包括體重減輕、費力、體能活動度低，行走速度慢及肌握力不良。合乎上述五項中的三項以上歸屬為身體衰弱（physical frailty）。

認知功能障礙衰弱

2013年由國際營養和老化學會和國際老年學暨老年醫學協會所組成的共識團體（IANA/IAGG）提出了認知功能障礙衰弱（cognitive frailty）在老年人的定義，除身體衰弱外，加上認知功能減退，臨床失智症評估量表（Clinical Dementia Rating, CDR）為0.5，但尚未到達失智的情況。

身體衰弱六大症狀

□ 體重減輕　　□ 容易疲倦
□ 下肢無力　　□ 握力減弱
□ 精力降低　　□ 活動減少

肌少症四症狀

□ 握力減退　　□ 肌肉流失
□ 走路變慢　　□ 體力變差

※Ensrud KE et al 2008

肢體訓練四招

□ 墊腳尖　　□ 舉膝蓋
□ 抬腳尖　　□ 慢慢蹲

※陳慶餘2012，衰弱症
※中醫居家照護手冊2020

失智常見症狀

☐ 容易有重複的行為

☐ 重複的問話

☐ 攻擊

☐ 遊蕩

☐ 出門迷路

☐ 不恰當的性行為

☐ 憂鬱

☐ 焦慮

☐ 睡眠問題

☐ 妄想（被偷、被害、忌妒）

☐ 幻覺（視幻覺、聽幻覺）

☐ 精神錯亂

☐ 誤認、錯認

順口溜

近的記不住，舊的一直講。
躺的睡不著，坐著打瞌睡。
到處漫遊走，出門就迷路。
東西一直找，直覺被偷走。
問話重複說，行為反覆做。
情緒欠穩定，憂鬱最早現。
當面對質問，謾罵攻擊出。

12種精神與行為症狀

☐ 妄想　　　☐ 焦慮　　　☐ 重複
☐ 幻覺　　　☐ 冷漠　　　☐ 固執
☐ 易怒　　　☐ 欣快　　　☐ 睡眠
☐ 憂鬱　　　☐ 失控　　　☐ 飲食

6大認知退化症狀

☐ 學習記憶　　　☐ 語言表達
☐ 意識專注　　　☐ 執行功能
☐ 動作整合　　　☐ 社交認知

認知退化可能的鑑別與現象

☐ 常壓性水腦
　　步態不穩、小便失禁、倦怠嗜睡
☐ 甲狀腺低下
　　虛弱怕冷、體重增加、心跳變慢
☐ B12缺乏
　　手腳麻木、易被激怒、頭暈疲憊
☐ 酒精性腦病
　　癲癇發作、眼球震顫、意識混亂
☐ 譫妄症發作
　　難以專注、難以清醒、急性發作
☐ 憂鬱症引起
　　情緒低落、自我怪罪、語調平淡
☐ 常見引發認知退化的藥物
　　止痛藥物、抗膽鹼藥、抗組織胺藥、帕金
　　森藥、苯二氮平類、乙型阻斷劑

※失智症診療手冊，衛生福利部醫事司
※中醫居家照護手冊2020

生活基本能力問卷（kihon checklist；KCL）

No.	項目	回答	
K1			
1	平常是否一個人搭乘公共交通工具（如捷運、公車、電車）外出嗎？	0.是	1.否
2	是否自行購買日常生活用品嗎？	0.是	1.否
3	是否自己去銀行存提款嗎？	0.是	1.否
4	是否有到朋友家拜訪嗎？	0.是	1.否
5	是否成為家人或朋友的訴苦或諮詢的對象嗎？	0.是	1.否
6	是否不須靠扶手或牆壁即可爬樓梯上樓嗎？	0.是	1.否
7	是否不須抓握任何東西即可從做在椅子上站立起來(起身)嗎？	0.是	1.否
8	是否可持續走路15分鐘以上？	0.是	1.否
9	過去一年內是否曾跌倒過？	1.是	0.否
10	是否非常擔心自己會跌倒？	1.是	0.否

No.	項目	回答	
	K2		
11	6個月內體重是否曾減輕2-3kg以上？	1.是	0.否
12	※BMI未滿18.5嗎？	1.是	0.否
13	跟半年前比起來，是否更無法吃較硬的東西？	1.是	0.否
14	喝茶或喝湯時，是否會嗆到？	1.是	0.否
15	是否常感到口渴？	1.是	0.否
16	是否每周至少出門一次？	0.是	1.否
17	外出次數是否比去年減少嗎？	1.是	0.否
18	是否有健忘現象，例如被周遭的人說『怎麼老是問同樣的事情呢』等？	1.是	0.否
19	是否自行查詢電話號碼、撥打電話？	0.是	1.否
20	有無曾經發生不知道今天是幾月幾日的情形呢？	1.是	0.否

K3			
No.	**項目**	**回答**	
21	近兩週內，有無覺得每天的生活缺乏充實感？	1.是	0.否
22	近兩週內，對於以前感興趣的事情開始覺得的無趣、乏味？	1.是	0.否
23	近兩週內，有無以前做起來覺得輕鬆自如之事，現在卻覺得吃力？	1.是	0.否
24	近兩週內，有無覺得或認為自己是個無用之人？	1.是	0.否
25	近兩週內，有無不明所以感到疲累或倦怠？	1.是	0.否

總分 K1+K2+K3 _____

題目總共 25 題，把所得的分數相加，就是您的生活基本能力。

※Fukutomi E et al. 2015
※黃柏銘等2021

工具性日常生活活動能力
（Instrumental ADL, IADL）

姓名：＿＿＿＿＿＿＿＿＿ 填寫日：＿＿＿＿＿＿

上街購物 【□不適用（勾選"不適用"者，此項分數視為滿分）】 □3.獨立完成所有購物需求 □2.獨立購買日常生活用品 □1.每一次上街購物都需要有人陪 □0.完全不會上街購物	勾選1或0者，列為失能項目。
外出活動 【□不適用（勾選"不適用"者，此項分數視為滿分）】 □4.能夠自己開車、騎車 □3.能夠自己搭乘大眾運輸工具 □2.能夠自己搭乘計程車但不會搭乘大眾運輸工具 □1.當有人陪同可搭計程車或大眾運輸工具 □0.完全不能出門	勾選1或0者，列為失能項目。

食物烹調【□不適用（勾選 “不適用”者，此項分數視為滿分）】 □3.能獨立計畫、烹煮和擺設一頓適當的飯菜 □2.如果準備好一切佐料，會做一頓適當的飯菜 □1.會將已做好的飯菜加熱 □0.需要別人把飯菜煮好、擺好	勾選 0 者，列為失能項目。
家務維持【□不適用（勾選 “不適用”者，此項分數視為滿分）】 □4.能做較繁重的家事或需偶爾家事協助（如搬動沙發、擦地板、洗窗戶） □3.能做較簡單的家事，如洗碗、鋪床、疊被 □2.能做家事，但不能達到可被接受的整潔程度 □1.所有的家事都需要別人協助 □0.完全不會做家事	勾選 1 或 0 者，列為失能項目。

洗衣服【洗衣服【□不適用(勾選"不適用"者，此項分數視為滿分)】 □2.自己清洗所有衣物 □1.只清洗小件衣物 □0.完全依賴他人	勾選 0 者，列為失能項目。
使用電話的能力【□不適用（勾選"不適用"者，此項分數視為滿分）】 □3.獨立使用電話，含查電話簿、撥號等 □2.僅可撥熟悉的電話號碼 □1.僅會接電話，不會撥電話 □0.完全不會使用電話	勾選 1 或 0 者，列為失能項目。
服用藥物【□不適用(勾選"不適用"者，此項分數視為滿分)】 □3.能自己負責在正確的時間用正確的藥物 □2.需要提醒或少許協助 □1.如果事先準備好服用的藥物份量，可自行服用 □0.不能自己服用藥物	勾選 1 或 0 者，列為失能項目。

處理財務能力【□不適用（勾選 "不適用"者，此項分數視為滿分）】 □2.可以獨立處理財務 □1.可以處理日常的購買，但需要別人協助與銀行往來或大宗買賣 □0.不能處理錢財	勾選 0 者，列為失能項目。

※於1969年由Lawton和Brody研發，用來評估個案維持獨立自主，將日常生活行為分為八項指標，總分為24分。

※只要一至五項，有三項列為失能項目，即可以判定為「輕度失能」。（註：上街購物、外出活動、食物烹調、家務維持、洗衣服等五項中有三項以上需要協助者即為輕度失能）

※失能判定依照得分，輕度失能為14分以下，重度失能為9分以下。

※IADL，照顧管理評估量表，衛生福利部

失智症診斷

早期診斷的主要目的並非單純獲得一個診斷或對症下藥，而是使病人與家屬能及早作好準備，包括安排日後生活與工作、預立醫療指示等等，例如 MMSE/AD8/SPMSQ。

MMSE：簡易智能檢查

AD8：極早期失智症篩檢量表

SPMSQ：簡易心智狀態問卷調查表

※評量／調查表僅供參考
※評量須由專業人員執行

MMSE 簡易智能檢查

認知功能常用的評估量表是以 MMSE 為主，一般認為失智症的標準是在 26 分以下。

量表內容

一、基本個人資料

1. 識字程度：包括讀與寫的能力

2. 慣用手為那一手

二、量表內容

1. **定向感**（共 10 分）

　　(1) 時間（5 分）：年、月、日、星期、季節

　　(2) 地方（5 分）

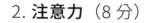

2. **注意力**（8 分）

  (1) 訊息登錄（3 分）

  (2) 系列減七（5 分）

3. **回憶**（3 分）

4. **語言**（5 分）

  (1) 命名（2 分）

  (2) 覆誦（1 分）

  (3) 閱讀理解（1 分）

  (4) 書寫造句（1 分）

5. **口語理解及行用能力**（3 分）

6. **建構力**（1 分）：圖形抄繪

※失智症診療手冊，衛生福利部

SPMSQ 簡易心智狀態問卷調查表

本量表可直接對長者施測；錯誤請打X

題目	是，有改變
今天是幾號？	年、月、日都對才算正確。
今天是星期幾？	星期對才算正確。
這是甚麼地方？	對所在地有任何的描述都算正確；說 "我的家" 或正確說出城鎮、醫院、機構的名稱都可接受。
您的電話號碼是幾號？	經確認號碼後證實無誤即算正確；或在會談時，能在二次間隔較長時間內重複相同的號碼即算正確。
您住在甚麼地方？	如長輩沒有電話才問此題。
您幾歲了？	年齡與出生年月日符合才算正確。
您的出生年月日？	年月日都對才算正確。
現任的總統是誰？	姓氏正確即可。
前任的總統是誰？	姓氏正確即可。
您媽媽叫甚麼名字？	不需要特別證實，只需長輩說出一個與他不同的女性姓名即可。
從20減3開始算，一直減3減下去。	期間如有出現任何錯誤或無法繼續進行即算錯誤。

失智症評估標準	簡易心智狀態問卷調查表(SPMSQ)
＊心智功能完整： 　錯0~2題 ＊輕度心智功能障礙： 　錯3~4題 ＊中度心智功能障礙： 　錯5~7題 ＊重度心智功能障礙： 　錯8~10題 如果長輩答錯三題以上(含)，請立即帶他(她)前往各大醫院神經內科或精神科，做進一步的失智症檢查。以求及早發現，及早治療，減緩失智症繼續惡化。	姓名：　　　日期： 基本資料： 性別：□男 □女 教育程度：□小學 □國中 □高中 □高中以上 進行方式：依上表所列的問題，詢問長輩並將結果記錄下來，(如果長輩家中沒有電話，可將4-1題改為4-2題)，答錯的問題請記錄下來。

※失智症診療手冊，衛生福利部

AD-8			
AD-8 極早期失智症篩檢量表			
題目	是， 有改變	否， 無改變	不知道
判斷力上的困難：例如落入圈套 或騙局、財務上不好的決定、買了 對受禮者不合宜的禮物。			
對活動和嗜好的興趣降低。			
重複相同問題、故事和陳述。			
在學習如何使用工具、設備和小 器具上有困難。例如：電視、音響、冷氣機、洗衣機、熱水爐（器）、微波爐、遙控器。			
忘記正確的月份和年份。			

題目	是，有改變	否，無改變	不知道
處理複雜的財物上有困難。例如：個人或家庭的收支平衡、所得稅、繳費單。			
記住約會的時間有困難。			
有持續的思考和記憶方面的問題。			

當有2題以上為〝是，有改變〞時，建議您接受進一步檢查和治療。

※注意：

1. 在計分時是以"是，有改變"當做計分的依準，若您以前無下列問題，但在 過去幾年中有以下的『改變』，請勾選"是，有改變"；若無，請勾"不是，沒有改變"；若不確定，請勾"不知道"。

2. "是，有改變"代表您認為過去幾年中因為認知功能（思考和記憶）問題而 導致改變，若因為重大傷病或事故而導致的改變則不算。

3. 請依照自己或家人過去與現在改變狀況（可與約半年前做比較）來回答，而 不是以目前的平常表現來回應。

※AD-8，台灣失智症協會網站

ICOPE
長者整合性照護評估指引
(Integrated care for older people;ICOPE)

　　預防及延緩失能之長者功能評估服務試辦計畫中，衛福部國民健康署提供長者健康整合式評估，早期發現長者功能衰退，以維持及改善老年人身體功能與心理健康。

　　國健署參考世界衛生組織（WHO）長者整合性照護評估（ICOPE）指引，將抗老最核心的8個面向「認知功能、行動能力、營養、聽力、視力、憂鬱情形、用藥及生活目標」整合為一套簡要的評估工具「長者健康整合式評估」，與傳統以疾病導向的檢查不同，該評估主要是著重長者功能，有助於早期發現失能之風險因子，以及早介入運動與營養等處置，預防及延緩失能發生。

服務對象與建議
●提供有慢性疾病的65到74歲民眾（原住民提早至55歲）以及75歲以上民眾，免費1次長者健康整合式評估服務，讓長者預防失能、失智，精準提升抗老力。

● 依評估結果給予健康管理建議轉介醫療照護或社區據點資源 如：長者健康促進站、社區營養推廣中心、C 級巷弄長照站（C 據點等）。

※衛福部國民健康署

八大面向評估服務

☐ 認知功能 (Cognitive capacity)

☐ 行動能力 (Mobility)

☐ 營養不良 (Malnutrition)

☐ 視覺障礙 (Visual impairment)

☐ 聽力損失 (Hearing loss)

☐ 憂鬱症狀 (Depressive symptoms)

☐ 社會性照護與支持評估

☐ 多重用藥 (Polypharmacy) 及生活目標

依評提供服務內容

1. 初評：完成 A. 認知功能、 B. 行動功能、 C. 營養不良、 D. 視力障礙、 E. 聽力障礙、F. 憂鬱及 G. 用藥所屬題項，及 H. 長者生活目標評估。

2. 複評：依據初評結果提供對應之複評，且如前述 A-F 有兩項以上評估為陽性，則需加做社會性照護與支持評估。

與中醫相關的延緩模組方案

110年衛福部中醫相關延緩方案編號名稱

1.	4 中央CL-01-0005	漢方導引 Meridian Reflex Synergy
2.	28 中央CL-01-0166	漢方有氧-增肌活腦
3.	106 中央CL-99-0002	慢活太極拳
4.	112 臺北市CL-01-0486	中醫教你預防失智失能；中醫氣血順暢、中醫控制常見病、穴道按摩、肌力練功、藥膳茶飲
5.	113 臺北市CL-01-0488	中醫藥健康識能健康促進與經絡之肢體統合協調訓練
6.	141 臺中市CL-01-0082	L21-銀髮太極養生操
7.	181 高雄市CL-01-0407	義大醫院中醫養生八段錦
8.	182 高雄市CL-01-0492	運用中醫多元方式延緩老人失能之感覺統合訓練
9.	227 雲林縣CL-01-0376	中西復健照護，五官經絡養生
10.	264新竹市CL-01-0490	學中醫補腦力-八鍛錦體操與穴位按摩

*依110年衛福部公告，266方案（中央108+地方158）

推薦讀物

中文

1. 十巧手運動，行政院勞動部勞動力發展署-多元就業開發方案。

2. 工具性日常生活活動能力(IADL)，照顧管理評估量表，衛生福利部。https://www.mohw.gov.tw/

3. 王玉川 (2008)，《中醫養生學》。上海科學技術出版社。

4. 江欣怡(2016)，預防老人跌倒。台灣新發現科學發展，528期：68-69。

5. 呷百二吞嚥健康操。語言治療師公會全國聯合會。

6. 長者整合性照護評估指引(ICOPE)，衛生福利部新聞稿，精準提升抗老力5月起長者健康整合式評估起跑，衛生福利部國民健康署。https://www.mohw.gov.tw/cp-5015-59379-1.html

7. 吳蔓君，肌少症簡介。家庭醫學與基層醫療，30(4):103-107。

8. 陳慶餘(2012)，衰弱症。台灣老年學暨老年醫學會，老年病症候群。合記圖書出版社，台北市:141-157。

9. 極早期失智症篩檢(AD8)，台灣失智症協會網站。

10. AD8極早期失智症篩檢量表，楊淵韓、劉景寬，2009年世界阿茲海默氏失智症大會。

11. 預防及延緩失能照護服務資源管理平台公告：https://nhpc.mohw.gov.tw/PDDC

12. 清‧汪昂，《醫方集解‧勿藥元詮》。

13. 富田かをり (2011)，《吞嚥障礙者必讀-讓進食與吞嚥順暢的日常生活照護》，李劭懷譯。合記圖書出版社，臺北市。

14. 歐陽來祥(2008)，《吞嚥困難評估和治療-臨床實用手冊》。心理出版社，臺北市。

15. 黃獻樑、陳晶瑩、陳慶餘，老人運動處方之實務探討。美和技術學院學報 2007，26(1)：73-84。

16. 黃柏銘、王秀卿、沈雪娥、廖方瑜、何旭華（2018）：探討中醫養生在預防及延緩失能方案的適用性。第十五屆世界華人地區長期照護會議，香港理工大學。

17. 黃柏銘、廖淇驊、周律廷、許書福、呂怡惠、何旭華：中西照護活動對於社區預防及延緩失能失智之經驗探討，中醫藥研究論叢 2021；24(1)：55-64。DOI：10.6516/TJTCM.202103_24(1).0005

18. 賴榮年等(2020)，《中醫居家照護手冊》。中醫師全國聯合會。

19. 簡易智能檢查(MMSE)，失智症診療手冊，衛生福利部。https://www.mohw.gov.tw/

20. 簡易心智狀態問卷調查表(SPMSQ)，失智症診療手冊，衛生福利部。https://www.mohw.gov.tw/

21.衛福部長照專區。長照2.0/預防及延緩失能照護服務/預防及延緩失能照護計畫專區。衛生福利部2019：https://1966.gov.tw/LTC/lp-4024-201.html。

22.熊昌勇美、椎明英貴(2016)，《攝食吞嚥障礙學》，蘇珮甄譯。合記圖書出版社，臺北市。

外文

23.Avril Mansfield, Amy L. Peters, Barbara A. Liu, Brian E. Maki:Effect of a Perturbation-Based Balance Training Program on Compensatory Stepping and Grasping Reactions in Older Adults: A Randomized Controlled Trial Physical Therapy. 2010, 90(4): 476–491.

24.Ensrud KE, Ewing SK, Taylor BC, et al. Comparison of 2 frailty indexes for prediction of falls, disability, fractures, and death in older women. Arch Intern Med. 2008, 168 (4):382-9.

25.Free icon ,https://www.flaticon.com

26.Fukutomi E, Okumiya K, Wada T, Sakamoto R, Ishimoto Y, Kimura Y, Matsubayashi K: Relationships between each category of 25-item frailty risk assessment (Kihon Checklist) and newly certified older adults under Long-Term Care Insurance: A 24-month follow-up study in a rural community in Japan. Geriatrics & Gerontology International 2015; 15(7): 864-871. DOI: 10.1111/ggi.12360

27.Jue-Ting Fan and Kuei-Min Chen : Using silver yoga exercises to promote physical and mental health of elders with dementia in long-term care facilities: International Psychogeriatric 2011; 23(8) : 1222-30. DOI:10.1017/S1041610211000287

28.Wu JL, Lin ZS, Huang BM: Sub-health Status on Chinese Medicine. Journal of Tuina and Rehabilitation Sciences 2010; 7 (1):1-9. DOI: 10.30059/JTRS.201012.0001

29.Zou L, SasaKi JE, Wang H, Xiao Z, Fang Q, Zhang M: A systematic review and meta-analysis Baduanjin Qigong for health benefits: randomized controlled trials. Evid Based Complement Altern Med 2017:1-17. DOI: 10.1155/2017/4548706.

數位YouTube/Facebook

30. 「中西照護復健，五官經絡養生」指導員、協助員培訓課程(若瑟醫院)，https://zh-tw.facebook.com/135983233121386/videos/211567933483830/?__so__=channel_tab&__rv__=all_videos_card

31.中醫篇_經絡養身小撇步(若瑟醫院)，https://www.facebook.com/stjoho/videos/636404687294520/?__so__=channel_tab&__rv__=all_videos_card

32.物理治療篇－肌力顧的住，開心過生活(若瑟醫院)，https://zh-tw.facebook.com/135983233121386/

videos/938322036664476/?__so__=channel_tab&__rv__=all_videos_card

33. 語言治療篇_吞嚥功能不退化(若瑟醫院)，https://www.facebook.com/stjoho/videos/3500369586648856/?__so__=channel_tab&__rv__=all_videos_card

34. 營養篇_告訴你怎麼吃才健康(若瑟醫院)，https://www.facebook.com/stjoho/videos/472716480555108/?__so__=channel_tab&__rv__=all_videos_card

35. 職能治療篇_反應能力不輸少年人(若瑟醫院)，https://zh-tw.facebook.com/135983233121386/videos/631169917531625/?__so__=channel_tab&__rv__=all_videos_card

36. 十分鐘活力操(香港衛生署/衛生防護中心)，https://www.youtube.com/watch?v=80jGGI11_gc

37. 十巧手運動(行政院勞動部)，https://www.youtube.com/watch?v=YgFuMyozo2I

38. 醫學八段錦動作示範(衛生福利部中醫藥司)，https://www.youtube.com/watch?v=KIMFPfrLYSs

39. 八段錦動作教學(台灣行天宮)，https://www.youtube.com/watch?v=k5PauDHfDmY

40. 只要大家攏吃台灣米(彰化老人養護中心)，https://www.youtube.com/watch?v=99A2WXArKmQ

41. 阿爸牽水牛，https://www.youtube.com/watch?v=D467e1CHMkw

42. 呷百二_吞嚥健康操台語版(中華民國語言治療師公會全聯會)，https://www.youtube.com/watch?v=ZYgjKHwyA4g

43. 健口操_台語四季紅板(台北市政府衛生局),https://www.youtube.com/watch?v=SHCHj51zVZs

44. 若瑟【陪你呷百二】系列/中醫篇/活到老動到老八段錦健康操分享，https://www.youtube.com/watch?v=k1wI5tuZGgU

45. 若瑟【陪你呷百二】系列/語言治療篇/能吃就是福！長輩吞嚥功能訓練，https://www.youtube.com/watch?v=Tb9bOTPsnPk

46. 若瑟【陪你呷百二】系列/職能治療篇/長輩簡單腦力激盪法，https://www.youtube.com/watch?v=KWNn3Z69aMo

47. 若瑟【陪你呷百二】系列/物理治療篇/長輩肌肉量柔軟度up up,https://www.youtube.com/watch?v=clW3_Ypy7Qc

48. 若瑟【陪你呷百二】系列/營養篇/吃得多不如吃得巧，https://www.youtube.com/watch?v=DePSKqrb49s

中西復健照護，五官經絡養生
預防及延緩失能 (失智) 照護手冊 2021

總編輯：黃柏銘／計畫主持人
編輯群
黃柏銘／中醫師
周律廷／中醫師
沈雪娥／護理師
廖淇驊／護理師
李宜蓁／物理治療師
許書福／職能治療師
翁攸樺／語言治療師
林宜瑛／營養師
劉彥儒／營養師
陳佳琳／營養師
王秀卿／社工師
　　　　暨天主教若瑟醫院預防及延緩失能團隊

圖片繪製／黃柏銘・周懿廷

指導機關／衛生福利部
主辦機關／天主教若瑟醫療財團法人
合辦機關／雲林縣中醫師公會
　　　　　台灣中醫家庭醫學醫學會
　　　　　台灣綠色養生學會

出 版 社／城邦文化事業股份有限公司 麥浩斯出版
地　　址／ 104 台北市民生東路 2 段 141 號 8 樓
電　　話／ 02-2500-7578
傳　　真／ 02-2500-1915
版　　次／初版一刷 2021 年 11 月
E - M A I L ／ csc@cite.com.tw
製版印刷／凱林印刷事業股份有限公司
版　　次／初版一刷
定　　價／ 200 元

國家圖書館出版品預行編目（CIP）資料

中西復健照護 , 五官經絡養生 : 預防及延
緩失能 (失智) 照護手冊 2021/ 黃柏銘
總編輯 . -- 初版 . -- 臺北市 : 城邦文化事
業股份有限公司麥浩斯出版 , 2021.11
　　面 ;　公分
ISBN 978-986-408-763-1(平裝)
1. 失能 2. 健康照護
419.7　　　　　　　　　　　110018890